BEI GRIN MACHT SICH IHR WISSEN BEZAHLT

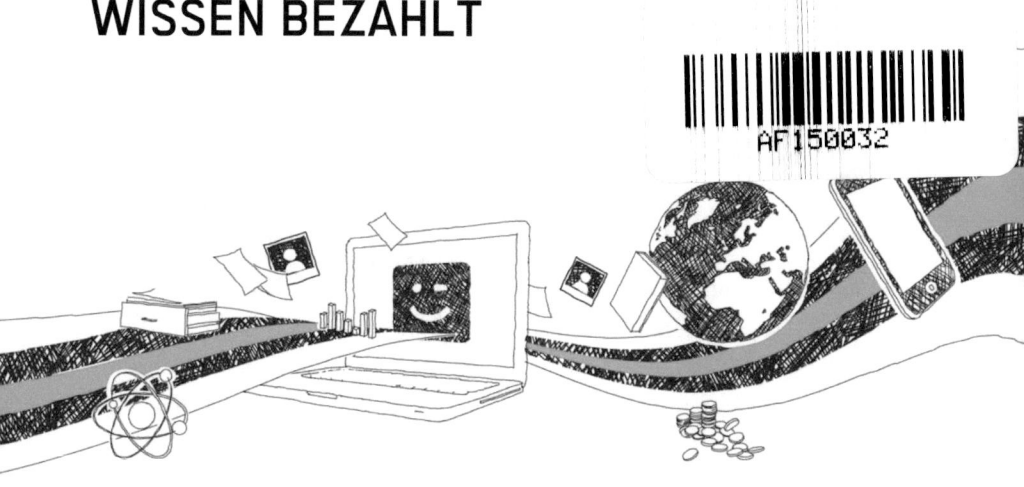

AF150032

- Wir veröffentlichen Ihre Hausarbeit, Bachelor- und Masterarbeit

- Ihr eigenes eBook und Buch - weltweit in allen wichtigen Shops

- Verdienen Sie an jedem Verkauf

Jetzt bei www.GRIN.com hochladen und kostenlos publizieren

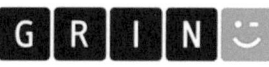

Bibliografische Information der Deutschen Nationalbibliothek:

Die Deutsche Bibliothek verzeichnet diese Publikation in der Deutschen National-bibliografie; detaillierte bibliografische Daten sind im Internet über http://dnb.d-nb.de/ abrufbar.

Impressum:

Copyright © 2013 GRIN Verlag, Open Publishing GmbH
Druck und Bindung: Books on Demand GmbH, Norderstedt Germany
ISBN: 978-3-668-04728-0

Dieses Buch bei GRIN:

http://www.grin.com/de/e-book/306663/morbiditaetsorientierter-risikostrukturaus-gleich-morbi-rsa-in-der-gesetzlichen

Jae Hyong Sorgenfrei

Morbiditätsorientierter Risikostrukturausgleich (Morbi-RSA) in der gesetzlichen Krankenversicherung (GKV)

GRIN Verlag

Morbiditätsorientierter Risikostrukturausgleich (Morbi-RSA) in der gesetzlichen Krankenversicherung (GKV)

von

Jae Hyong Sorgenfrei

2012

Inhaltsverzeichnis

1 Ziel der Hausarbeit

Die vorliegende Hausarbeit beleuchtet den Gegenstand, die Funktionsweise und Ziele des morbiditätsorientierten Risikostrukturausgleichs (Morbi-RSA) und versucht seine Stärken und Schwächen zu analysieren und mögliches Verbesserungspotential zu eruieren.

2 Geschichte des Risikostrukturausgleichs (RSA)

Das Konzept des RSA stammt ursprünglich aus den USA von Alain C. Enthoven[1] aus dem Jahre 1979, der im Rahmen des Modells Managed Competition Überlegungen über eine allgemeine Krankenversicherungspflicht in den USA anstellte. Durch Setzen bestimmter ökonomischer Anreize sollte der Wettbewerb reguliert (managed) werden, um so zu erreichen, dass sich die Anbieter und Nachfrager wie in einem vollkommenen Markt verhalten. In einem unregulierten Markt postulierte Enthoven letztlich ein Marktversagen durch Moral Hazard.

In Deutschland wurde der RSA 1994 als einnahmeseitigen Finanzkraft- und ausgabenseitigen Beitragsbedarfsausgleich zwischen den gesetzlichen Krankenkassen eingeführt. Dies geschah in Vorbereitung auf die seit 1996 bestehende Kassenwahlfreiheit für gesetzlich Versicherte. Im Zuge der Einführung der strukturierten Behandlungsprogramme (DMP) wurde der RSA im Jahre 2002 reformiert, um die Einschreibung in ein DMP als Risikoparameter bei den Finanzzuweisungen aus dem Gesundheitsfonds zu berücksichtigen[2]. Hinzu kam bis zur Einführung des Morbi-RSA im Jahre 2009 der sogenannte Risikopool seit 2003, aus dem die besonders kostenintensiven Leistungsfälle ab einem bestimmten Schwellenwert solidarisch finanziert wurden, d. h. die betreffenden Kassen bei diesen Krankheiten einen Ausgleich erhielten. Die Morbiditätsorientierung des RSA wurde in dieser Reform bereits für 2007 geplant.

Im Jahre 2009, zwei Jahre später als geplant, wurde im Rahmen des GKV-Wettbewerbsstärkungsgesetzes (GKV-WSG) der RSA mit der gleichzeitigen Einführung des Gesundheitsfonds und eines einheitlichen Beitragssatzes für alle gesetzlichen Kassen zum morbiditätsorientierten RSA (Morbi-RSA) reformiert. Die gesetzliche Grundlage für den RSA findet sich unter anderem in § 266 SGB V und in der RSA-Verordnung.

3 Alter RSA

Der alte RSA hatte Bestand von 1994 bis 2008. Die Risikobemessung beim Risikoausgleich zwischen den Kassen erfolgte über die Merkmale Alter, Geschlecht und Bezug einer Erwerbsminderungsrente (EM-Rente) sowie seit 2002 über das Merkmal der Einschreibung in ein DMP und seit 2003 zusätzlich über den Risikopool. Die Risikozuordnung folgte dabei dem Zellansatz, nach dem die Versicherten entsprechend der genannten Merkmale einer bestimmten Zelle zugeordnet wurden. Die Schwachstelle des alten RSA bestand darin, dass die individuelle Morbidität über die genannten Risikomerkmale nur unzureichend Berücksichtigung fand. Der Bezug einer EM-Rente, die Einschreibung in ein DMP und der Risikopool erlaubten nur eine ansatzweise und bruchstückhafte Betrachtung der individuellen Morbidität. In die Berechnung des Krankheits- und Kostenrisikos ging das Alter schwerpunktmäßig ein, wobei dieses Merkmal, losgelöst von der Betrachtung der entsprechenden individuellen Morbidität als Maß für die zu erwartenden Behandlungskosten nicht geeignet ist: Es besteht eine weite Streuung der Durchschnittskosten innerhalb einer Altersklasse, so dass der Zusammenhang zwischen Alter und Kosten nur gering ist. Die Durchschnittskosten steigen mit dem Alter zwar kontinuierlich an, dies ist jedoch nur durch eine kleine Gruppe von kranken Versicherten bedingt, die mit dem Alter leicht zunehmen und hohe Kosten verursachen. Der überwiegende Teil einer Altersklasse ist gesund und verursacht nur wenig Kosten.

Die mangelnde Berücksichtigung der individuellen Morbidität im alten RSA ging mit fehlenden Anreizen zur Versorgung chronisch kranker Menschen einher und führte zu einem unzureichenden Solidarausgleich zwischen Gesunden und Kranken. Dies ermöglichte Risikoselektion[3] in einem hohen Maße durch bestimmte Strategien der Kassen, die den Zugang zur Mitgliedschaft von chronisch kranken Versicherten erschwerten bzw. deren bestehende Mitgliedschaften vergraulten. Beispielsweise fehlten bei der virtuellen BKK Geschäftsstellen als Anlaufstellen für chronisch Kranke gänzlich, so dass diese in der Regel alten Menschen, die zumeist einer digitalen Kommunikation wenig aufgeschlossen sind, gezwungen waren, eine Kasse zu wählen, die sie räumlich am besten erreichen konnten. Dieselbe Selektionsstrategie verfolgten manche Kassen, die ihre Anlaufstellen etwa in höher gelegenen Stockwerken ohne Fahrstuhl, versteckt in Hinterhöfen einrichteten, um die räumliche Erreichbarkeit durch „schlechte Risiken" zu minimieren.

4 Ziele des morbiditätsorientierten Risikostrukturausgleichs (Morbi-RSA)

Risikoselektion ist eines der zentralen Probleme in einem Gesundheitssystem, in dem Kassenwahlfreiheit für Versicherte besteht. Unregulierter bzw. unzureichend gesteuerter Wettbewerb zwischen den Kassen führt, wie oben beschrieben, zu Risikoselektion und zwangsläufig zu einem Wettbewerb um Gesunde. Dieser wird zu Lasten der Kranken ausgetragen und resultiert in einer zunehmenden Entmischung der Risiken mit Teilung in Kassen für Gesunde und Kassen für chronisch Kranke. Dabei bestehen keine Anreize für Kassen zur Förderung einer Verbesserung der Qualität der medizinischen Versorgung durch die Leistungserbringer. Dies hätte die zunehmende Aushöhlung des gesamtgesellschaftlich konsentierten Solidarprinzips und ein Wettbewerbsversagen im Gesundheitssektor zur Folge.

Somit besteht die Notwendigkeit einer sinnvollen Regulation und Steuerung des Wettbewerbs in der GKV[4]. Das zentrale Instrument eines regulierten Wettbewerbs in Deutschland stellt dabei der Morbi-RSA mit Gesundheitsfonds dar. Dabei handelt es sich um ein risikoausgleichendes Finanzierungsmodell mit zwei wichtigen Zielen: Erstens größtmögliche Unterbindung der Risikoselektion durch Risikoausgleich und zweitens sozialverträglicher Wettbewerb über Wettbewerbssteuerung. Die Förderung der Verbesserung der medizinischen Versorgung durch die Leistungserbringer stellt dabei das vorrangige Wettbewerbsziel dar. So stand im Koalitionsvertrag[5] aus dem Jahre 2009: „Wettbewerb der Krankenversicherungen wirkt als ordnendes Prinzip mit den Zielen der Vielfalt, der Effizienz und der Qualität der Versorgung." und „Wettbewerb um Leistungen, Preise und Qualität ermöglicht eine an den Bedürfnissen der Versicherten ausgerichtete Krankenversicherung sowie eine gute medizinische Versorgung." Das übergeordnete sozialstaatliche Gesamtziel ist die Verwirklichung des Solidarprinzips als eine der Voraussetzungen für sozialen Frieden.

5 Funktionsweise des Morbi-RSA

5.1 Gesundheitsfonds

Mit dem GKV-WSG wurde die Finanzierung der GKV neu organisiert. Versichertenbeiträge und Steuermittel als Bundeszuschuss (z. B. für die Mitversicherung von Kindern) fließen in das Gesundheitsfonds. Der bundesweit einheitliche Beitragssatz wird vom beitragspflichtigen Einkommen berechnet. Aus dem zentralen Sammeltopf des Gesundheitsfonds werden Gelder als finanzielle Zuweisungen als Summe aus den einheitlichen Pauschalbeträgen und den risikoadjustierten Zu- und Abschlägen für jeden Versicherten an die Kassen zur Deckung

Jae Hyong Sorgenfrei

ihrer Leistungsausgaben ausgeschüttet. Übersteigen die Kosten einer Kasse die Zuweisungen aus dem Gesundheitsfonds, können die Kassen Zusatzbeiträge von ihren Versicherten erheben (s. u.). Sind im umgekehrten Falle die Zuweisungen höher als der Finanzbedarf einer Kasse, kann sie den Versicherten Prämien gewähren bzw. eine Finanzreserve anlegen. Zusatzbeiträge und Prämien können somit als Signale für die Wirtschaftlichkeit einer Kasse betrachtet werden.

Der Gesundheitsfonds führt zu einer deutlichen Einschränkung der Finanzautonomie der Kassen, da er ihnen die Verfügungsgewalt über die Finanzmittel entzieht. Andererseits bietet er ihnen eine höhere Planungssicherheit, da zum einen wesentliche Einnahmefaktoren wie Grundpauschalen von vorn herein feststehen und zum anderen der Gesundheitsfonds das Einnahmerisiko vollständig übernimmt.

Die Durchführung des Morbi-RSA und die Verwaltung des Gesundheitsfonds erfolgt durch das Bundesversicherungsamt (BVA). Der Wissenschaftliche Beirat, der beim BVA angesiedelt ist, ist für die wissenschaftliche Begleitung und kontinuierliche Weiterentwicklung des RSA zuständig. Der GKV-Schätzerkreis, ein Gremium aus Experten des BVA, des Bundesministeriums für Gesundheit (BMG) sowie des GKV-Spitzenverbandes (GKV-SV), gibt jährlich auf Grundlage amtlicher Statistiken der GKV Prognosen über die weitere Entwicklung der Einnahmen und Ausgaben des Gesundheitsfonds ab.

5.2 Morbiditätsorientierung

Im Jahre 2009 wurde in Deutschland unter Nutzung von Modellen zur Klassifikation[6] von Risikomerkmalen, zwei Jahre später als geplant, der Morbi-RSA eingeführt, um bei der Berechnung der finanziellen Zuweisungen aus dem Gesundheitsfonds die individuelle Morbidität der Versicherten einer Kasse ausreichend berücksichtigen zu können und um eine fortschreitende Risikoselektion und eine damit verbundene Unterwanderung des solidarischen Grundprinzips möglichst aufzuhalten. Die Merkmale Alter, Geschlecht und Bezug einer EM-Rente aus dem alten RSA wurden beibehalten. Die o. g. Risikomerkmale Einschreibung in ein DMP und Risikopool, die nur geringe Wirkungen zur Reduzierung der Risikoselektion hatten, wurden mit der Einführung des Morbi-RSA aufgegeben.

Als wesentliches Risikomerkmal wurde dafür die individuelle Morbiditätsorientierung beim Risikoausgleich zwischen den Kassen eingeführt. Mit diesem wichtigen Schritt wurde ein substanzielles Anreiz- und Steuerungssystem geschaffen, das die Attraktivität der bis dahin für die Kassen nicht „lukrativen" kranken und risikoreichen Versicherten deutlich erhöhte, da sich nunmehr die Verteilung der Beiträge aus dem Gesundheitsfonds nach dem Schweregrad der Krankheit bzw. dem Vorliegen von Multimorbidität richtete:

Zur Klassifizierung von Krankheiten gab der Gesetzgeber vor, insgesamt 80 Krankheitsgruppen schwerwiegender und überdurchschnittlich kostenintensiver Krankheiten zu bilden, die im Einzelnen vom BVA jährlich neu festgelegt werden. Für die jeweiligen Gruppen werden Leistungspauschalen ermittelt, die als Berechnungsgrundlage bei der finanziellen Zuweisung an die Kassen dienen. Durch Morbiditätszuschläge ergeben sich dabei höhere Pro-Kopf-Pauschalen für Versicherte, die einer dieser genannten Gruppen angehören. Die Höhe der Zuschläge richtet sich nach dem Schweregrad der Morbidität, der innerhalb der sogenannten Morbiditätsgruppen hierarchisch unterteilt wird:

Anknüpfungspunkt für den Morbiditätszuschlag sind die ambulanten und stationären ärztlichen Diagnosen, wobei ambulante Diagnosen in mindestens zwei Quartalen (M2Q-Kriterium) und stationäre Diagnosen als Haupt- *oder* Nebendiagnosen vergeben worden sein müssen. Jede Behandlungsdiagnose ist bei der Abrechnung mit den Krankenkassen nach ICD-10-GM zu verschlüsseln. Diese bilden die Grundlage zu den sogenannten hierarchisierten Morbiditätsgruppen[7] (HMG) und werden diesen über einen bestimmten Algorithmus nach einem Klassifikationsmodell zugeordnet: Von den über 15.000 ICD-10-Codes stehen ca. 3.800 mit einer der 80 ausgewählten Krankheiten in Verbindung, die als Krankheitsfilter für den Morbi-RSA fungieren. Sie werden zunächst 290 klinisch homogenen Diagnosegruppen (DxGruppen) zugeordnet, die wiederum, ggf. validiert durch dokumentierte Arzneimittelverordnungen, auf 106 kostenhomogene Diagnosegruppen, sogenannte Morbiditätsgruppen (MG) verteilt werden. Diese werden schließlich in 25 hierarchisierte Morbiditätsgruppen (HMG) zusammengefasst, die mit dem Schweregrad der Krankheiten korrelieren und dadurch den Anreiz im morbiditätsorientierten RSA schaffen sollen. Beispielsweise gehört die Krankheit Diabetes mellitus mit renalen Komplikationen aufgrund der mit dieser Manifestation verbundenen höheren Behandlungskosten einer höheren HMG an als dieselbe Krankheit mit geringeren oder keinen sekundären Organschäden. Ersterer wird mit einem entsprechend höheren Morbiditätszuschlag berücksichtigt als letztere. Andere Organmanifestationen dieser Krankheit werden je nach Grad der Kostenintensivität in entsprechende HMG eingestuft.

Zusätzlich zu den 106 Morbiditätsgruppen werden, wie bereits oben genannt, die Risikomerkmale Alter, Geschlecht und Bezug einer EM-Rente des alten RSA berücksichtigt: Die ersten beiden werden in 40 Alters-Geschlechts-Gruppen (AGG) unterteilt, die differenziert nach Geschlecht in 5-Jahres-Abständen abgestuft werden. Der Bezug einer EM-Rente wird ebenso differenziert nach Alter und Geschlecht in sechs Erwerbsminderungsgruppen (EMG) hierarchisiert, wobei mehr als die Hälfte des Vorjahres vom Bezug der EM-Rente betroffen gewesen sein muss. Für den Morbi-RSA ergeben sich somit insgesamt 152 Risikogruppen[8], für die neben der einheitlichen Grundpauschale für jede/n Versicherte/n risikoadjustierende Zu- oder Abschläge bei der finanziellen Zuweisungen aus dem Gesundheitsfonds ermittelt werden (Risikogewichtung durch Regressionsverfahren). Für gesunde Versicherte einer Kasse werden Morbiditätsabschläge von der Grundpauschale geltend gemacht, die umso höher sind je jünger die Versicherten sind, so dass eine Kasse für junge und gesunde Versicherte die geringsten Mittel erhält. Für Versicherte, die einer HMG und/oder EMG (s. o.) angehören, werden hingegen Zuschläge zusätzlich zur Grundpauschale gezahlt, die umso höher sind je höher die betreffende Krankheit in der Hierarchie der HMG und/oder EMG steht, d. h. je höher der Schweregrad der vorliegenden chronischen Krankheit ist und umgekehrt. Bei Vorliegen mehrerer HMG-Krankheiten werden Diagnosegruppen bei der Berechnung des Zuschlags kumulativ berücksichtigt, so dass auch der hohen Kostenintensität bei Vorliegen einer Multimorbidität und der damit verbundenen finanziellen Belastung der betreffenden Kasse Rechnung getragen wird. Die Behandlungskosten für Krankheiten außerhalb der ausgewählten 80 Krankheiten werden über Alter, Geschlecht und EM-Rente verteilt.

5.3 Morbi-RSA und Wettbewerb

Der Morbi-RSA soll eine der Krankheitslast der Versicherten einer Kasse entsprechende finanzielle Zuweisung aus dem Gesundheitsfonds gewährleisten, um unabhängig von der Versichertenstruktur gleiche Wettbewerbsbedingungen für die gesetzlichen Kassen zu schaffen. Die Wettbewerbssteuerung im Rahmen des RSA besteht in der größtmöglichen Unterbindung der Risikoselektion und in der gleichzeitigen Kanalisierung des Wettbewerbs in Richtung einer Förderung der Verbesserung der Versorgungsqualität und der innovativen Leistungsgestaltung[9].

Ein wichtiges Wettbewerbselement des Morbi-RSA stellt die Tatsache dar, dass in einem prospektiven Modell die Zahlungen aus dem Gesundheitsfonds sich nach dem Kostenrisiko der hierarchisierten Morbiditätsgruppen richten und nicht nach den tatsächlichen

Behandlungskosten für die Versicherten retrospektiv aus dem Vorjahr. Auf diese Weise werden Anreize für die Kassen zur Effizienzsteigerung geschaffen, da die Behandlungskosten auf Grundlage von Pauschalen gemäß den im Folgejahr im Durchschnitt zu erwartenden Ausgaben berücksichtigt werden. Eine nachträgliche Erstattung in Höhe der entstandenen Kosten aus dem Vorjahr, unabhängig von der Morbiditätsstruktur der Kassen und unabhängig davon, ob sie wirtschaftlich agiert haben oder nicht, würde einen solchen sinnvollen Wettbewerb untergraben.

Für die Morbiditätsgruppen werden Durchschnittspauschalen quasi als Benchmark berechnet und entsprechend erstattet. Liegen die Kosten einer Krankenkasse aufgrund eines effizienten Wirtschaftens unter den Pauschalen, erwirtschaftet die Kasse einen Gewinn, den sie in Form von Prämien an die Versicherten ausschütten oder für andere wettbewerbssteigernde Maßnahmen verwenden kann. Dadurch erlangt die Kasse eine bessere Position im Wettbewerb mit Vorteilen gegenüber Konkurrenten. Liegen die Kosten dagegen über den aus dem Gesundheitsfonds erstatteten Zuweisungen, ist sie vor dem Hintergrund eines einheitlichen Beitragssatzes gezwungen, Zusatzbeiträge bei den Versicherten zur Deckung der Abweichungen in den Leistungsausgaben zu erheben. Dies geht mit einem Wettbewerbsnachteil einher, der notwendigerweise eine gezielte Effizienzsteigerung der Kasse notwendig macht, wenn sie im Wettbewerb bestehen will. Zusatzbeiträge sind mit einer deutlichen Spürbarkeit durch die Versicherten verbunden, zumal seit 2011 die Deckelung von 1% des sozialversicherungspflichtigen Einkommens weggefallen ist und bestimmte Kassen entsprechend höhere Zusatzbeiträge erhoben haben. Der dadurch bedingte Austritt von vielen Versicherten ist einer der Gründe für Kasseninsolvenzen in der letzten Zeit.

6 Diskussion

Mit dem morbiditätsorientierten Risikostrukturausgleich wurde ein Anreizmechanismus geschaffen, das dem Wettbewerb der Kassen um Gesunde und damit der Risikoselektion entgegenwirken[10] und dem ureigenen Auftrag der solidarischen Krankenversicherung zur Finanzierung der Behandlung von Krankheit (und nicht Attrahieren von Gesundheit) mehr gerecht werden soll als es im alten RSA der Fall gewesen war. Aus gesundheitspolitischer und sozialmedizinischer Sicht kann die Berücksichtigung der in einer alternden Bevölkerung zunehmend prävalenten Multimorbidität, der eine gewichtige gesundheitsökonomische

Bedeutung zukommt, als ein wesentlicher Fortschritt durch den Morbi-RSA angesehen werden.

Die Liste der von der Politik willkürlich festgelegten Zahl von 80 Krankheiten ist aber nicht unumstritten: Insbesondere bei vermeidbaren chronischen Krankheiten wie z. B. Diabetes mellitus II mit Komplikationen könnten durch entsprechend hohe Zuweisungen aus dem Morbi-RSA falsche Anreize für Kassen gesetzt werden, die einerseits die Behandlung (organ)manifestierter Krankheiten umso mehr honorieren, je schwerwiegender sie sind, aber andererseits einer Förderung im Sinne der Gesundheitsförderung und Prävention entgegenstehen. Dieses Dilemma ist aus Sicht des Autors im Wesen des Morbi-RSA selbst begründet, der er ja gerade das Anreizsystem der Morbiditätsorientierung schaffen soll, um das mit der Morbidität verbundene Kostenrisiko der Kassen auszugleichen. Insofern scheint dieser Konflikt bei den betreffenden Krankheiten kaum auflösbar zu sein. Eine Vielzahl der Krankheiten aus der Liste würde dieses Problem ohnehin nicht betreffen, da sie in der Regel schicksalhaft und unvermeidbar eintreten.

Im Morbi-RSA mit seinen Anreizen zu Sekundär- und Tertiärprävention zählen chronisch Kranke gewissermaßen zu den guten Risiken. Die Primärprävention in der Versorgung ist in Deutschland nur unzureichend verankert[11]. Ihre wie auch immer geartete Integration in den Morbi-RSA könnte auch Anreize zur Förderung entsprechender primärpräventiver medizinischer Leistungen schaffen, ist aber aus den oben genannten Gründen schwierig zu realisieren.

Bezüglich der Behandlungskosten innerhalb der einzelnen Risikogruppen aus der Liste der 80 Krankheiten besteht eine hohe Varianz, die zu einer Einschränkung der Zielgenauigkeit des Risikoausgleichs führt kann. Dies hat zur Folge, dass Risikoselektion - wenn auch in einem deutlich geringeren Umfang als im alten RSA - immer noch in einem gewissen Umfang möglich ist. Die Zielgenauigkeit könnte durch eine noch detailliertere Untergliederung nach Krankheitsschweregrad nach Höhe der Behandlungskosten innerhalb der Morbiditätsgruppen weiter erhöht werden. Dem steht jedoch der damit einhergehende höhere Aufwand entgegen.

Die Zielgenauigkeit des derzeitigen Morbi-RSA leidet auch darunter, dass andere schwerwiegende und überdurchschnittlich kostenintensive Krankheiten außerhalb der definierten Krankheitsliste nicht berücksichtigt werden. Trotz der geringeren gesundheitsökonomischen Bedeutung dieser Diagnosegruppen könnte in der willkürlichen

Beschränkung der Anzahl der Krankheitsgruppen ein Optimierungsbedarf liegen. Eine Erweiterung des für den Risikoausgleich relevanten Krankheitsspektrums auf weitere Diagnosegruppen, was eine politische Entscheidung ist, wäre wünschenswert, um Risikoselektion im Interesse der Verwirklichung des Solidarprinzips noch wirkungsvoller zu reduzieren.

Inwieweit eine vollständige Ausschaltung der Risikoselektion durch eine etwaige Erhöhung der Anzahl der Morbiditätsgruppen und entsprechende Verfeinerung der Krankheitshierarchien möglich sein könnte, erscheint eher fraglich, da letztlich die Berücksichtigung aller ICD-Codes, die chronische Krankheiten kodieren, notwendig wäre, um das Ziel einer noch wirkungsvolleren Morbiditätsorientierung zu erreichen. Dies wäre mit einem deutlich höheren Verwaltungssaufwand verbunden, wobei auch in diesem Zusammenhang vor dem Hintergrund der Bürokratiekostendiskussion ein ausgewogenes Verhältnis zwischen Nutzen und Aufwand als sinnvoll erscheint.

Risikoselektion und Wettbewerb um Gesunde, die das Ergebnis eines freien und ungesteuerten Wettbewerbs wären und laut Alain C. Enthoven[12] letztlich zu einem Marktversagen führen würden, weichen im Morbi-RSA zunehmend einem grundsätzlich gewollten Wettbewerb um chronisch Kranke. Eine unerwünschte Nebenwirkung des Morbi-RSA soll dabei nicht unerwähnt bleiben. So formulierte das BVA im Jahr 2010: „Morbiditätsorientierte Zuschläge machen nicht nur kranke Mitglieder für die Kassen interessanter, sondern setzen auch Anreize, Patienten kränker zu machen, als sie sind." Mit diesem sogenannten Up-Coding, also dem bewussten und nicht-korrekten Höherstufen einer Behandlungsdiagnose in der Krankheitshierarchie (insbesondere auch bei Grenzfällen), um eine höhere Erstattung zu erreichen, können zu Unrecht überhöhte Zuweisungen aus dem Gesundheitsfonds generiert werden.

Die vorhandenen Instrumente einer Überprüfung der Datenmeldungen der Kassen und entsprechender Sanktionierung bei Manipulationsversuchen sollten engmaschig und konsequent zum Einsatz kommen, damit die bisherige grundsätzlich positive gesundheitspolitische Entwicklung durch die Einführung und Umsetzung des Morbi-RSA nicht durch die genannten unerwünschten Effekte konterkariert wird.

7 Zusammenfassung

Der Morbi-RSA ist ein zentrales Instrument zu einem möglichst zielgenauen morbiditätsorientierten Risikoausgleich zwischen den gesetzlichen Kassen. Er soll das solidarische Grundprinzip in der GKV als Ausdruck eines breiten gesellschaftlichen Konsenses verwirklichen. Dies soll zum einen über die weitgehende Eindämmung der Risikoselektion und zum anderen über einen sinnvollen, sozial verträglichen und funktionsfähigen Wettbewerb unter den Kassen ermöglicht werden, der eine effiziente medizinische Versorgung und die kontinuierliche Verbesserung der Versorgungsqualität mit innovativer Leistungsgestalung durch die Leistungserbringer fördert und stärkt.

Der Morbi-RSA brachte eine wesentliche Verbesserung gegenüber dem alten RSA im Hinblick auf die Erreichung dieser Ziele. Seine kontinuierliche Weiterentwicklung als lernendes System in Richtung einer noch größeren Zielgenauigkeit mit weitgehender Reduktion der Risikoselektion ist wünschenswert. Ein vollkommener RSA wird wahrscheinlich nicht zu erreichen sein. Der aktuelle Morbi-RSA scheint jedoch eine gute Annäherung an dieses unerreichbare Ideal zu sein.

8 Literaturverzeichnis

[1] Enthoven, A. C.: Health Plan: The Practical Solution to the Soaring Cost of Medical Care, 1979

[2] Galas, E.; Kumpf, S., 2003: „Disease-Management-Programme im Risikostrukturausgleich – Anspruch und Wirklichkeit", Gesundheits- und Sozialpolitik 11-12: 24-31

[3] Höppner, K.; Greß, S.; Rothgang, H.; Wasem, J. et al., 2005: „Grenzen und Dysfunktionalitäten des Kassenwettbewerbs in der GKV: Theorie und Empirie der Risikolektion in Deutschland", ZeS-Arbeitspapier Nr. 4/2005, Bremen: Zentrum für Sozialpolitik (http://www.forum-gesundheitspolitik.de/artikel/artikel.pl?artikel=0135)

[4] Rosenbrock, R., 2003: „Morbiditätsorientierter Risikostrukturausgleich zur Steuerung der gesetzlichen Krankenversicherung", Soziale Sicherheit, 52/3, 87-90

[5] Koalitionsvertrag zwischen CDU, CSU und FDP 2009, 17 Legislaturperiode: Kap. I, Abschnitt 9.1, S. 85-87

[6] Lauterbach, K.; Wasem, J., 2004: „Klassifikationsmodelle für Versicherte im Risikostrukturausgleich", Endbericht 2004 – Entwurf, Institut für Gesundheits- und Sozialforschung (IGES)

[7] www.bundesversicherungsamt.de/cln_100/nn_1045774/DE/Risikostrukturausgleich/Festlegungen/Festlegungen __Klassifikationsmodell.html?__nnn=true

[8] Bundesversicherungsamt 2008: „So funktioniert der neue Risikostrukturausgleich im Gesundheitsfonds", 16.09.2008

[9] Ebsen, I.; Greß, S.; Jacobs, K.; Szecsenyi, J.; Wasem, J., 2003: „Vertragswettbewerb in der gesetzlichen Krankenversicherung zur Verbesserung von Qualität und Wirtschaftlichkeit der Gesundheitsversorgung – Gutachten im Auftrag des AOK-Bundesverbands", AOK-Bundesverband

[10] Dieterich, F., 2005: „Risikoselektion und Risikoausgleich am Beispiel der gesetzlichen Krankenkassen in Deutschland", Munich Discussion Paper No. 2005-18, Volkswirtschaftliche Fakultät Ludwig-Maximilians-Universität München

[11] Rosenbrock, R., 2005: „Stand und Perspektiven primärer Intervention", Beitrag auf dem 11. Kongress Armut und Gesundheit am 18. und 19. November 2005

[12] Enthoven, A. C., 1993: "The History and Principles of Managed Competition", Health Affairs Supplement

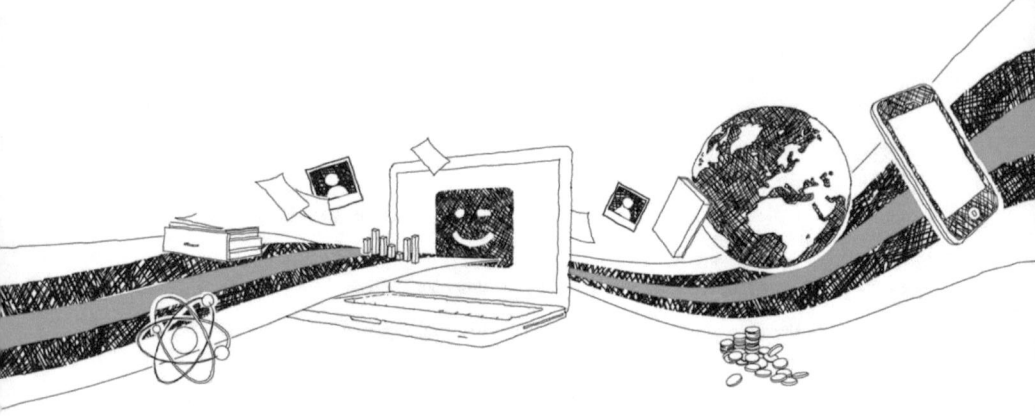
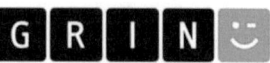